AF384762

SOCIÉTÉ DE MÉDECINE VÉTÉRINAIRE PRATIQUE

EXPÉRIENCES

SUR

LA TUBERCULINE

DE R. KOCH

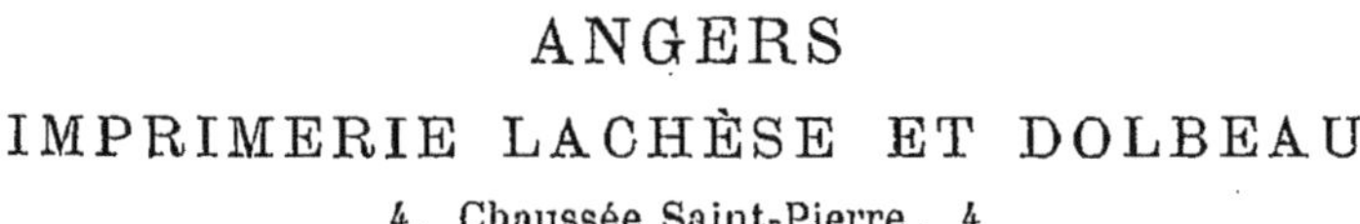

ANGERS

IMPRIMERIE LACHÈSE ET DOLBEAU

4, Chaussée Saint-Pierre, 4

—

1891

Les expériences relatives à la tuberculose des bovidés, entreprises à l'École vétérinaire d'Alfort, sur l'initiative de la Société de Médecine vétérinaire pratique de Paris et avec le concours financier de plusieurs sociétés et associations agricoles, ont déjà établi — comme premier résultat pratique — qu'en employant dès le début, sur les animaux suspects, une forte dose de Tuberculine de Koch, on obtenait le plus souvent, avec les sujets tuberculeux seulement, une réaction thermique suffisamment nette et rapide, pouvant constituer un moyen adjuvant d'une certaine importance pour l'établissement du diagnostic précoce de la tuberculose des bovidés.

En raison du précieux concours que vous avez bien voulu nous prêter, nous avons l'honneur de porter à votre connaissance le rapport suivant, dont communication a été faite par M. le professeur Barrier, le 31 juillet dernier, au deuxième *Congrès pour l'étude de la tuberculose*, rapport où vous trouverez consignés les résultats de toutes les expériences exécutées, ainsi que les conclusions qu'il est déjà possible d'en tirer.

Le Président,

G. BUTEL.

Le Rapporteur,

G. BARRIER.

SOCIÉTE DE MÉDECINE VÉTÉRINAIRE PRATIQUE

EXPÉRIENCES

SUR

LA TUBERCULINE

de R. KOCH

Messieurs,

Lorsque, au mois de novembre dernier, la *Gazette Médicale hebdomadaire de Berlin* publia la fameuse communication du professeur R. Koch sur la *tuberculine* — remède qui était annoncé comme doué de la triple propriété de déceler l'existence de la tuberculose, de rendre l'homme et les animaux réfractaires à l'inoculation du bacille tuberculeux, enfin d'arrêter la marche du processus morbide chez les sujets déjà atteints — les vétérinaires, comme les médecins, comme le public, s'émurent et pensèrent qu'il y avait également pour eux un grand intérêt à la vérification des résultats proclamés.

Dans nos étables, en effet, quoique peu contagieuse, nous ne connaissons point de maladie plus commune, plus lentement et plus sûrement meurtrière, plus insidieuse et plus difficile à reconnaître que la tuberculose ; il n'en serait point, non plus, de plus redoutable pour l'espèce humaine, de l'avis d'expérimentateurs tels que MM. Chauveau et Arloing. Aussi était-il d'une très réelle importance, même après les insuccès nombreux, les méprises fatales, signalés par les médecins, d'essayer cet agent sur les bovidés, tant au point de vue de la recherche et de l'extinction des foyers tuberculeux, qu'à celui de la prophylaxie, d'un si haut prix pour notre agriculture.

C'est dans cet ordre d'idées que la *Société de Médecine vétérinaire pratique* de Paris décida le 10 décembre 1890, sur l'initiative de M. Rossignol, qu'il y avait lieu d'entreprendre des expériences de contrôle et qu'elle nomma séance tenante, parmi ses membres présents, une Commission, chargée d'élaborer un programme de recherches, comme aussi de s'occuper des voies et moyens d'atteindre le but proposé. Composée de MM. Butel, président; Barrier, rapporteur; Kaufmann, trésorier; Beucler, Borgnon, Cadiot, Caussé, Dubois, Foulard, Gonin, Greffier, Rossignol, Trasbot, Vignardou et Warnesson, membres, cette Commission arrêta, le 24 décembre 1890, le programme suivant dont l'exécution fut confiée plus particulièrement à ceux de ses membres attachés à l'enseignement de l'École vétérinaire d'Alfort:

1º Étude des effets et de la valeur de la tuberculine, comme moyen de diagnostic précoce de la tuberculose chez les bovidés.

2º L'inoculation de la tuberculine est-elle capable de rendre les animaux réfractaires à la tuberculose?

3º Valeur des effets curatifs de la tuberculine sur les bovidés atteints de tuberculose à divers degrés.

En même temps, pour rendre un public hommage aux savants français qui ont attaché leur nom à l'histoire de la tuberculose, il fut convenu que les expériences projetées seraient placées sous le haut patronage de MM. Chauveau, président d'honneur de la Société; Verneuil, l'instigateur du premier Congrès et de l'Œuvre de la tuberculose; Villemin, le savant président du Congrès actuel, et Cornil, dont la compétence spéciale pouvait être encore d'un précieux concours.

Deux grands mois ont été employés en réunions préparatoires et démarches de toute sorte. Grâce à l'obligeance de M. Trasbot, directeur de l'École d'Alfort, qui a bien voulu prêter une écurie de huit places, les recherches ont pu se faire à proximité de laboratoires bien outillés, et il a été possible d'organiser, avec le concours empressé des élèves de l'établissement, un service de permanence qui a fonctionné régulièrement. Nous sommes heureux de transmettre ici à MM. Barbier, Blanchard, Blot, Charbonnier, Delmer, Durandeau, Huguier, Lémond, Monnier, Petit, Porcher, Raffard, Rossignol, Rousselot, Savigné et Texier, qui ont bien voulu s'imposer les fatigues et les ennuis de ce service, l'expression de toute la gratitude de la Société.

En notant avec le soin qu'ils y ont apporté les variations de la température, de la respiration et du pouls — tant chez les animaux sains que chez les tuberculeux et chez ceux qui ont offert d'autres maladies, avant, pendant et après l'action de la tuberculine — ils ont permis de dresser des graphiques d'une grande utilité, tentative qui semble nouvelle pour les affections des bovidés, et ils ont facilité l'interprétation de certains résultats en apparence contradictoires obtenus de divers côtés avec le liquide allemand.

De plusieurs sources des subventions ont été adressées à la Commission :

Société de Médecine vétérinaire pratique	1,000 fr.
Œuvre de la tuberculose	1,200
Ministère de l'Agriculture	500
Société d'agriculture de Meaux	500
Société d'agriculture de Melun	500
Société nationale d'agriculture et des arts, de Seine-et-Oise	300
Société centrale d'agriculture de Meurthe-et-Moselle.	100
Société d'agriculture du Pas-de-Calais	100
Cercle agricole du Pas-de-Calais	100
Comice agricole et viticole d'Auxerre	25
Société d'agriculture de Montmédy	20
En tout	4,345 fr.

La *Société de Médecine vétérinaire pratique* adresse ses vifs remerciements à tous ces généreux collaborateurs, et leur exprime sa reconnaissance pour leur bienveillant concours. Elle a pensé qu'il n'était pas d'occasion plus propice de leur rendre ses hommages que cet important Congrès, véritable tribune de l'*Œuvre de la tuberculose*, laquelle a voulu si largement et si promptement répondre à l'appel qui lui a été fait.

Dans les expériences dont nous allons vous rendre compte, deux tuberculines ont été employées : l'une fournie par M. Chauveau, qui lui-même l'avait reçue du professeur Koch dès les premiers jours de janvier 1891 ; — l'autre, envoyée le 10 juillet dernier par les soins de M. le Dr Libbertz, de Berlin [1].

Chaque fois qu'on a fait usage de ce liquide et au moment même de s'en servir, on l'a dilué en proportion convenable, suivant la technique indiquée par M. Cornil (*Semaine médicale*, 3 décembre 1890), dans une solution phéniquée à 5 %.

Les injections ont été pratiquées à l'aide de la seringue Malassez dans le tissu conjonctif sous-cutané de la partie postérieure de l'épaule, après cautérisation préalable du point de la piqûre ; elles n'ont en aucun cas occasionné d'accidents.

Les doses de tuberculine injectées ont d'abord été très faibles (1 centigr.), parce que, dans le principe, la plupart des expérimentateurs français ou étrangers avaient dit avoir obtenu des effets suffisants et même des complications mortelles avec cette quantité sur les sujets tuberculeux. Par la suite, la dose de chaque injection a été progressivement élevée à 50 et même 80 centigr.

Par raison d'économie, la Commission s'est vue obligée de se contenter indistinctement de tous les animaux qu'elle arriverait à se procurer à bon compte. Ce faisant, elle se plaçait d'ailleurs dans les conditions les plus voisines de la pratique courante, et il n'était pas sans intérêt de savoir comment la tuberculine se comporterait avec d'autres affections que la tuberculose.

Dans la plupart des expériences, les sujets ont pu être pesés avant l'inoculation. Toujours, à leur arrivée et pendant quelques jours, leur température, leur respiration et leur pouls ont été notés avec soin, l'observation ayant montré que, sous ce rapport, les animaux tuberculeux manifestent d'importantes et fréquentes variations. Toutefois la Commission n'a pas cru devoir les soumettre préalablement à un examen clinique bien minutieux, par cette raison que tous étant destinés à l'abatage, il serait facile de constater, à l'autopsie, la nature et l'ancienneté relative des lésions dont ils pourraient être porteurs.

Disons enfin qu'au cours des expériences, on a fait usage de thermomètres étalonnés, comparés deux à deux, de façon à pouvoir les remplacer en cas d'accident, précaution nécessaire quand il s'agit d'expériences de longue durée.

Douze sujets, répartis en trois séries, ont été soumis à l'action de la tuberculine. La quantité totale de cette substance reçue

---

[1] Le professeur Koch, auquel nous nous sommes adressé au commencement de juin, ne nous ayant pas répondu, nous avons dû recourir à une autre source.

par chacun d'eux, en deux, trois ou cinq injections, a varié
de 2 à 265 centigrammes.

PREMIÈRE SÉRIE

Le 27 février 1891, quatre vaches sont mises en observation :
une tuberculeuse, deux hématuriques et une saine. A chacune
d'elles, on injecte, le 2 mars, 1 centigramme de tuberculine. Le
13 mars, elles reçoivent à nouveau 2 centigrammes de ce produit.
Seule la vache n° 3 a été soumise à une injection supplémentaire
de 2 centigrammes le 8 mars. Petites doses, on le voit, mais qui
alors paraissaient suffisantes aux divers expérimentateurs.

Le 19 mars, les quatre sujets ont été sacrifiés par effusion de
sang.

EXPÉRIENCE I. — Vache charolaise ; 357 kil. ; six ans, en état de
gestation ; tuberculeuse ; tousse beaucoup ; pas d'expectoration appréciable ; pas de lait ; boite, pour cause de fièvre aphteuse, d'un pied
antérieur ; néanmoins mange bien.

1re injection ; *2 mars ; 1 centigr.* — Température des quarante-huit
heures préalables : maximum 40,1, minimum 38,3 ; — des quarante-
huit-heures consécutives : maximum 40,5 (après trente-six heures),
minimum 38,4. Poussée tardive le troisième jour à 40,6.

2e injection ; 13 mars ; 2 centigr. — Température des quarante-huit
heures préalables : maximum 40,2, minimum 38,7 ; — consécutives :
maximum 41,2 (après treize heures), minimum 38,6. Poussées tardives
les deuxième et quatrième jours, à 40,5 et 40,6. Perturbations corres-
pondantes du pouls.

Autopsie. — Tuberculose chronique très étendue des poumons, des
plèvres, du péricarde, des ganglions lymphatiques du thorax ; ulcérations laryngiennes et trachéales ; folicules solitaires de l'intestin hypertrophiés ; quelques ganglions abdominaux malades. Fœtus sain.

Conclusion. — Première réaction faible, deuxième plus nette. Dose
de tuberculine insuffisante. Poussées thermiques secondaires peut-être
dues à la fièvre aphteuse (?).

EXPÉRIENCE II. — Vache périgourdine ; neuf ans ; 304 kil. ; atteinte
d'hématurie ; très sensible des reins ; maigre ; quatre litres de lait ;
urine couleur café.

1re injection ; *2 mars ; 1 centigr.* — Températures préalables : minimum 38, maximum 39 ; — consécutives : maximum 39, minimum
37,6. Le quatrième jour, poussée graduelle à 40,6 due à la fièvre
aphteuse contractée de la vache n° 1. Le neuvième jour, reprise de la
température normale.

2

2ᵉ injection ; 2 mars ; 2 centigr. — Températures préalables: minimum 38 , maximum 39,5 ; — consécutives : minimum 37,4, maximum 39,5.

Autopsie. — Muqueuse vésicale rouge, violacée et très finement arborisée par endroits ; décoloration des reins ; néphrite parenchymateuse légère ; nombreux globules rouges dans l'urine ; toutes lésions accompagnant l'hématurie.

Conclusion. — Aucune réaction. Les injections sont restées sans influence sur l'affection de l'appareil urinaire et sur la fièvre aphteuse.

EXPÉRIENCE III. — Vache hollandaise ; neuf ans ; 343 kil. ; maigre, mais saine ; donne encore trois litres de lait.

1ʳᵉ injection ; 2 mars ; 1 centigr. — Températures préalables : minimum 38,3, maximum 39,7 ; — consécutives : maximum 40,5 (tardivement), minimum 37,5.

2ᵉ injection ; 8 mars ; 2 centigr. — Températures préalables : minimum 38,6, maximum 40,3 ; — consécutives : maximum 39,7, minimum 38.

3ᵉ injection ; 13 mars ; 2 centigr. — Températures préalables : minimum 38,6, maximum 40,3 ; — consécutives : maximum 39,7, minimum 37,9.

Autopsie. — Rien de particulier ; seul le poumon gauche offrait un faible noyau d'induration grise, absolument éteint et non tuberculeux.

Conclusion. — Après la première injection, réaction faible, tardive et accidentelle. Rien aux deux autres.

EXPÉRIENCE IV. — Vache périgourdine ; sept ans ; 285 kil. ; atteinte d'hématurie ; très sensible des reins ; maigre ; en état de gestation ; deux litres de lait. A contracté la fièvre aphteuse le deuxième jour, après la première injection.

1ʳᵉ injection ; 2 mars ; 1 centigr. — Températures préalables : minimum 38,6, maximum 39,7 ; — consécutives : maximum 41,6 (après vingt-quatre heures), minimum 38,3. La température se maintient au-dessus de 40 pendant quatre jours ; puis elle retombe à son chiffre primitif. Cette réaction est due à la fièvre aphteuse.

2ᵉ injection ; 13 mars ; 2 centigr. — Températures préalables : minimum 38,9, maximum 39,7 ; — consécutives : maximum 39,8, minimum 38,6.

Autopsie. — Mêmes lésions que sur la vache hématurique nº 2, mais pas trace de tuberculose. Fœtus sain.

Conclusion. — La forte réaction consécutive à la première injection a été due à l'apparition de la fièvre aphteuse, ainsi qu'on l'a vu par la suite sur le graphique. Aucune réaction après la deuxième injection. Pas plus que sur le sujet nº 2, la tuberculine ne semble avoir exagéré l'hyperthermie de la fièvre aphteuse.

NUMÉROS D'ORDRE	RACE	AGE	POIDS PRIMITIF	MALADIE	1re INJECTION 2 MARS 1 centigramme				2e INJECTION 8 MARS 2 centigrammes				3e INJECTION 13 MARS 2 centigrammes				OBSERVATIONS
					TEMPÉRATURES des 48 heures				TEMPÉRATURES des 48 heures				TEMPÉRATURES des 48 heures				
					Préalables		Consécutives		Préalables		Consécutives		Préalables		Consécutives		
					Minima	Maxima	Minima	Maxima	Minima	Maxima	Minima	Maxima	Minima	Maxima	Minima	Maxima	
		ans	kil.														
1	Charolaise	6	357	Tuberculose...........	38.3	40.1	38.4	40.5	»	»	»	»	38.7	40.2	38.6	41.2	Très faible réaction à la première injection ; assez forte à la dernière ; lésions thoraciques exclusivement.
2	Périgourdine ...	9	304	Hématurie	38.»	39.»	37.6	39.»	»	»	»	»	38.»	39.5	37.4	39.5	Pas de réaction. Fièvre aphteuse le quatrième jour.
3	Hollandaise	9	343	Saine................	38.3	39.7	37.5	40.5	38.6	40.3	38.»	39.7	38.6	40.3	37.9	39.7	Première réaction tardive et accidentelle.
4	Périgourdine ...	7	285	Hématurie	38.6	39.7	38.3	4.61	»	»	»	»	38.9	39.7	38.6	39.9	Première réaction due à la fièvre aphteuse, le deuxième jour.

DEUXIÉME SÉRIE

Interrompues pendant les vacances de Pâques, les expériences ont été reprises vers le milieu d'avril, sur cinq sujets nouveaux, avec des doses plus fortes de tuberculine. Trois d'entre eux étaient tuberculeux ; un autre offrait un néoplasme abdominal, le dernier était polyurique, mais très vigoureux.

Le 15 avril, tous ces animaux ont reçu 5 centigrammes de tuberculine. L'un des tuberculeux y a succombé. Une seconde injection de 10 centigrammes a été faite le 20 avril aux survivants, sauf à celui qui portait une tumeur abdominale, auquel on a donné 50 centigrammes, dans la pensée qu'il serait intoxiqué par cette forte dose ; il n'y a pas résisté.

Expérience V. — Vache flamande ; huit ans ; 369 kil. ; atteinte de tuberculose pleurale, pulmonaire et péritonéale généralisée ; cachectique ; toux fréquente, faible, douloureuse, avortée, sans expectoration ni jetage ; diarrhée abondante et fétide ; appétit capricieux ; plus de lait.

1re *injection ; 15 avril ; 5 centigr.* — Températures préalables : minimum 38,4, maximum 38,9 ; — consécutives : maximum 40 (après vingt-cinq heures), minimum 37,3.

2e *injection ; 20 avril ; 10 centigr.* — Températures préalables : minimum 37,5, maximum 39,1 ; — consécutives : maximum 39,1, minimum 38,3. En deux jours, la température tombe à 33 ; la bête succombe dans le coma le 24 avril. Elle a perdu 47 kil. entre les deux injections.

Autopsie. — Péritoine pariétal et viscéral perlé de tubercules anciens et récents, ces derniers, accumulés dans l'épiploon et derrière le diaphragme, plus petits, mous et gris ; ils contiennent de nombreux bacilles. Sur les plèvres, lésions analogues avec adhérences en quelques points. Dans les poumons, nombreux tubercules d'âges divers disséminés, gris, caséeux, ramollis ou calcifiés ; par endroits, de grosses masses tuberculeuses jaunes, fermes, calcifiées en plusieurs points de leur épaisseur. Muco-pus chargé de bacilles dans les bronches, la trachée et le larynx. Pas d'ulcérations.

Conclusion. — Réaction à la première injection ; rien à la seconde, qui cause pourtant la mort en quatre jours. Quoique porteuse de lésions très avancées, cette malade aurait cependant pu durer encore deux ou trois mois malgré son état cachectique. Aussi est-il logique d'attribuer sa mort hâtive à un réveil de sa diathèse causé par la tuberculine.

ExPÉRIENCE VI. — Vache normande ; sept ans ; 310 kil. ; atteinte de tuberculose pulmonaire généralisée ; cachectique ; toux humide, avortée, fréquente, sans expectoration ni jetage ; appétit presque nul ; pas de lait.

1re *injection ; 15 avril ; 5 centigr.* — Températures préalables : minimum 38,3, maximum 39,8 ; — consécutives : maximum 39,9 (deuxième jour), minimum 37,9. La température reste à peu près stationnaire autour de 39 jusqu'au quatrième jour, où elle tombe brusquement à 36,9. A ce moment, la malade succombe, pour ainsi dire, sans avoir pris ni solides ni liquides ; elle a perdu en quatre jours 107 kil.

Autopsie. — Muqueuses asphyxiques. Un peu de sérosité rougeâtre et quelques fausses membranes dans les plèvres. Poumons congestionnés, friables, hépatisés en divers points, dégageant une forte odeur de gangrène. Sur la coupe, écoulement de sérosité et nombreux foyers tuberculeux caséeux, ramollis et purulents à leur centre, circonscrits par une zone hépatisée foncée, elle-même entourée d'une région congestive et œdémateuse moins sombre. Certains de ces foyers, volumineux et confluents, offrent à leur centre, à peine ramolli, des points calcifiés très nets. D'autres, non moins volumineux, ont pour centre deux ou trois cavités remplies d'un pus sanieux, d'odeur infecte, et sont entourés d'une région hépatisée très friable, lie de vin. Bacilles dans le mucopus des bronches. Tuberculose chronique du foie. Vésicule cystique distendue, contenant 3 kil. 200 de bile. Rien de particulier ailleurs.

Conclusions. — Avec les professeurs Trasbot et Cadiot, qui ont vu ces lésions, nous pensons que la malade, atteinte d'abord de tuberculose chronique, a succombé à une tuberculose aiguë qui s'est rapidement terminée par la gangrène. Nous estimons que ces altérations récentes, presque partout greffées sur des lésions anciennes, ont été en grande partie, sinon en totalité, provoquées par la tuberculine. On remarquera que la dose injectée n'a été que de 5 centigrammes et qu'elle a pu occasionner la mort sans produire d'élévation thermique appréciable.

ExPÉRIENCE VII. — Vache normande ; huit ans ; 423 kil. ; atteinte de tuberculose pulmonaire généralisée et d'un commencement de tuberculose ganglionnaire abdominale ; encore assez vigoureuse, quoique maigre ; tousse fréquemment ; deux litres de lait.

1re *injection ; 15 avril ; 5 centigr.* — Températures préalables : minimum 37,2, maximum 38,8 ; — consécutives : maximum 39,3 (après vingt-quatre heures).

2e *injection ; 20 avril ; 10 centigr.* — Températures préalables : minimum 38, maximum 39,9 ; — consécutives : maximum 39,9 (après quarante-huit heures), minimum 37,5. Le sixième jour, on trouve 40,1.

Entre les deux injections, la perte du poids est de 20 kil. Malgré cela, la malade, encore assez vigoureuse, est conservée pour les expériences de la troisième série.

Conclusions. — Chez cette bête, les injections ne paraissent avoir produit que des oscillations thermiques étendues, de deux degrés et plus, prolongées pendant plusieurs jours, et ce, sans que les maxima aient notablement dépassé ceux qui avaient précédé les injections.

EXPÉRIENCE VIII. — Vache morvandelle; quatre ans; 326 kil.; inabordable, dangereuse, si méchante qu'il est impossible de lui prendre sa température. Sous le ventre, en avant du pis, apparaît une tumeur mal délimitée, de la grosseur d'une tête d'enfant, au niveau de laquelle la sensibilité est extrême. On n'en peut déterminer la nature, ni le siège exact. Par ailleurs, toutes les apparences de la santé et de la vigueur.

1re *injection; 15 avril; 5 centigr.* — Faite avec les plus grandes difficultés. Après, rien de changé dans les habitudes du sujet dont le flanc n'est pas plus agité que précédemment.

2e *injection; 20 avril; 50 centigr.* — A gagné 3 kil. depuis la dernière injection. On lui administre cette forte dose dans l'espoir de la tuer, pour s'en défaire. Aucune modification appréciable ne survient pendant les quatre jours suivants; mais, le cinquième, elle devient tout à coup plus calme, comme somnolente, puis se laisse explorer sans se défendre. Bientôt son appétit diminue, ainsi que ses forces; elle maigrit visiblement; sa somnolence augmente; son flanc s'agite beaucoup; brusquement, elle tombe dans le coma et meurt dans la nuit du 29 au 30, environ neuf jours après la seconde injection, ayant perdu dans ce court espace de temps 50 kil. de son poids.

Autopsie. — Le cadavre est encore très chaud quand on la pratique. A l'enlèvement de la peau, congestion générale extrêmement intense du derme et du tissu conjonctif, plus accusée en arrière des épaules, aux points d'inoculation, se traduisant par des arborisations vasculaires des plus riches et des plus délicates. De l'ombilic au pubis, large éventration de laquelle émergent plusieurs anses de l'intestin grêle et une masse de tumeurs molles, arrondies, très friables, violacées, jaunâtres ou grises selon leur âge, de la grosseur d'un œuf, tantôt plus volumineuses, tantôt ne formant que de fines granulations, toutes logées dans la cavité péritonéale, sur le mésentère, l'épiploon, le diaphragme, le rumen, la vésicule biliaire, les organes génito-urinaires, et se déchirant à la pression des doigts, en laissant couler abondamment un suc latescent plus ou moins mêlé de sang selon l'état de vascularisation du tissu dont il provient. Dans ce liquide, nagent, avec les éléments du sang, d'innombrables cellules embryonnaires; il ne contient point de bacilles. Impossible aussi d'en trouver dans les coupes. Celles-ci, des plus friables, montrent exclusivement une trame conjonctive très raréfiée, soutenant de nombreux capillaires embryonnaires et une multitude de petites cellules arrondies, toutes semblables et analogues aux cellules embryonnaires. Pas de tumeurs thoraciques.

Beaucoup de sérosité sanguinolente dans les plèvres. Forte congestion des poumons, des méninges et des centres nerveux ; taches ecchymotiques à la surface des muscles et des aponévroses.

Conclusion. — La tumeur constatée en avant du pis était due à une hernie ventrale qui semble avoir été le point de départ d'un néoplasme abdominal. Celui-ci s'est rapidement développé, ou tout au moins généralisé, en prenant les allures d'une tumeur maligne, de forme encéphaloïde (sarcome ou carcinome), sous l'influence évidente du mouvement congestif général extrêmement intense occasionné par la deuxième injection.

EXPÉRIENCE IX. — Taureau ; de race bretonne ; trois ans ; 404 kil. ; a contracté une abondante polyurie quelques jours après une transfusion de 9 kil. de sang provenant de la vache hématurique n° 2 ; néanmoins vigoureux et bien portant.

1ʳᵉ injection ; 15 avril ; 5 centigr. — Températures préalables : minimum 38, maximum 38,5 ; — consécutives : maximum 39 (après dix-sept heures), minimum 38,2.

2ᵉ injection ; 20 avril ; 10 centigr. — Températures préalables : minimum 37,9, maximum 38,6 ; — consécutives : maximum 38,5, minimum 37,8. A perdu, du fait de sa polyurie, 33 kil. depuis la dernière injection.

On conserve ce sujet pour les expériences de la troisième série.

Conclusion. — Réaction très faible après la première injection.

(Voir le tableau à la page suivante).

NUMÉROS D'ORDRE	RACE	AGE	POIDS PRIMITIF	MALADIE	1re INJECTION 15 avril 5 centigrammes — TEMPÉRATURES des 48 heures				POIDS NOUVEAU		2e INJECTION 20 avril 10 centigrammes — TEMPÉRATURES des 48 heures				OBSERVATIONS
					Préalables		Conséctives				Préalables		Consécutives		
					Minima	Maxima	Minima	Maxima	Perte	Augmentation	Minima	Maxima	Minima	Maxima	
		ans	kil.						kil.	kil.					
5	Flamande......	8	369	Tuberculose généralisée..	38.4	38.9	37.3	40.»	47	»	37.5	39.1	38.3	39.1	A réagi à la première injection et succombé à la seconde, à une poussée aiguë.
6	Normande......	7	310	Tuberculose pulmonaire..	38.3	39.8	37.9	39.9	107	»	»	»	»	»	A réagi tardivement, puis succombé à la première injection.
7	Normande......	8	423	Tuberculose pulmonaire..	37.2	38.8	37.2	39.3	20	»	38.»	39.9	37.5	39.0	Perturbations thermiques étendues. 40.1 le sixième jour. Le sujet est conservé pour la troisième série.
8	Morvandelle....	4	326	Tumeur maligne du péritoine	»	»	»	»	»	3	Injection de 0.50 centig.				N'a pu être explorée. A succombé à une généralisation de sa tumeur causée par la tuberculine, perdant 50 kilos.
9	Taureau breton.	3	404	Polyurique............	38.»	38.5	38.2	39.»	33	»	37.9	38.6	37.8	38.5	Très faible réaction à la première injection.

TROISIÈME SÉRIE

Dans cette dernière série d'expériences, qui comprend cinq sujets, il a été administré des doses encore plus fortes de tuberculine, en vue de provoquer des réactions plus nettes ; en outre, ces doses ont été rendues graduellement croissantes, de façon à obtenir une sorte d'*imprégnation* et voir, d'une part, si les tuberculeux en bénéficieraient, de l'autre, quelle influence en résulterait sur les animaux sains servant de termes de comparaison.

Pour tâcher d'éviter les effets de l'*accoutumance* sur les réactions thermiques, on a eu soin d'espacer les trois premières injections de mois en mois environ. Enfin, pour se rendre compte du degré de *tolérance* des sujets, une dernière dose de 100 centigrammes, suivant, à cinq jours de distance, une autre dose de 50 centigrammes, a été administrée. Et comme la tuberculine nous semblait perdre de son activité ; en tout cas, comme il y avait lieu de le craindre, nous en avons demandé de nouvelle à M. le Dr Libbertz, et c'est d'elle qu'on a fait usage dans ces deux dernières injections [1].

Le 31 juillet, les quatre premiers de ces sujets ont été sacrifiés pour les démonstrations à faire devant le Congrès ; quant au cinquième, il a dû être conservé encore pendant quelques jours ; il n'a été autopsié que le 7 août.

EXPÉRIENCE X. — Vache hollandaise ; onze ans ; 413 kil. ; saine. Arrivée le 8 mai ; encore assez vigoureuse ; tousse de temps en temps et vendue, à cause de cela, comme suspecte de tuberculose. Reçoit en tout 230 centigr. de tuberculine en quatre injections.

1re *injection ; 20 mai ; 20 centigr.* — A perdu 7 kil. depuis son arrivée. Températures préalables : minimum 37,5, maximum 39,1 ; — consécutives : maximum 38,9, minimum 38.

---

[1] Il convient de remarquer qu'une note manuscrite, ainsi conçue, était apposée sur le prospectus enveloppant la tuberculine : « Il résulte de recherches faites ici sur ce sujet que, pour les bovins, les doses de 0,5 centimètres cubes (soit 50 centigrammes) doivent être employées dans un but diagnostique. » Cette élévation énorme de la dose diagnostique est à considérer, car elle indique une activité plus faible, une sorte de *mouillage*, pour rendre la tuberculine moins dangereuse. Pourquoi, alors, le produit reste-t-il aussi cher ?

2° *injection; 12 juin; 80 centigr.* — A encore perdu 1 kil. depuis la précédente injection. Températures préalables : 38,6, maximum 38,9 ; — consécutives : 37,9 ; maximum 39,4 (après vingt-quatre heures).

3° *injection; 11 juillet; 30 centigr.* (tuberculine nouvelle). — A regagné sa perte de poids, plus 71 kil. depuis un mois. Températures préalables : minimum 38, maximum 38,3 ; — consécutives : maximum 39,5 (de la dix-huitième à la quarantième heure), minimum 37,8.

4° *injection; 15 juillet; 100 centigr.* — A gagné encore 5 kil. Températures préalables : minimum 37,9, maximum 38,4 ; — consécutives : maximum 39,6 (après deux heures), minimum 38,1.

Autopsie. — Le 28 juillet, l'animal est encore en augmentation de 4 kil. On le sacrifie le 31 par effusion de sang. Tous ses organes sont sains.

Conclusion. — Le graphique de la température de ce sujet est remarquable, avant les injections, ainsi qu'à certains moments de leurs longs intervalles, par des oscillations étendues mais de faible durée. De sorte que, lors des deux dernières injections, la légère hyperthermie qu'elles ont causée a pu s'ajouter à une élévation toute fortuite provenant de l'animal et donner l'illusion d'une réaction véritable, propre à la tuberculine. Il faut être prévenu de ces coïncidences, et le meilleur moyen de sortir d'embarras, dans ces cas équivoques, est de ne pas conclure aussitôt, de mettre les sujets en observation, et d'interroger ensuite leur état par une forte dose de tuberculine.

EXPÉRIENCE XI. — Vache charolaise ; huit ans ; 365 kil. ; tuberculeuse ; tousse beaucoup ; encore assez vigoureuse ; mange bien. Arrivée le 8 mai. A reçu en tout 250 centigr. en quatre injections.

1re *injection; 20 mai; 20 centigr.* — Augmentation de 20 kil. Températures préalables : minimum 38,6, maximum 40,1 ; — consécutives : maximum 41 (après huit heures), minimum 37,8. Perturbations thermiques les jours suivants.

2° *injection; 12 juin; 80 centigr.* — Augmentation nouvelle de 4 kil. Températures préalables : minimum 38,5, maximum 39 ; — consécutives : maximum 40,7 (après huit heures), minimum 38,1 (après dix-huit heures). Légères perturbations les jours suivants.

3° *injection; 11 juillet; 50 centigr.* (tuberculine nouvelle). — A perdu 3 kil. Températures préalables : minimum 38,2, maximum 40,3 ; — consécutives : maximum 41,1 (après neuf heures), minimum 38,2 (après trente-six heures). Fortes perturbations les jours suivants.

4° *injection; 15 juillet; 100 centigr.* (tuberculine nouvelle). — A regagné 2 kil. Températures préalables : minimum 38,3, maximum 40,1 ; — consécutives : maximum 40,8 (après six heures), minimum 38,3 (après trente-six heures). Pas de perturbations les jours suivants.

Autopsie. — Le 28 juillet, nouvelle augmentation de 2 kil. Malade sacrifiée par effusion de sang le 31 juillet. Tuberculose généralisée des poumons avec nombreuses et belles végétations tuberculeuses des feuillets pariétal et viscéral des plèvres, celles-ci de date relativement récente. Quelques petits tubercules récents sur l'épiploon, le mésentère, le diaphragme, ainsi que dans quelques ganglions lymphatiques des viscères digestifs. Follicules solitaires de l'intestin hypertrophiés. Rate saine. Pas de lésions congestives attribuables à la tuberculine. Pas de bacilles dans le lait.

Conclusion. — Offrait, avant les injections, des écarts de température de deux degrés et demi. A réagi assez fortement et promptement lors de chaque injection, et ce, malgré l'accoutumance évidente survenue au cours de l'expérience. Cas remarquable par les nombreuses et durables perturbations thermiques dues à la tuberculine. Il est à noter que la bête n'a pas diminué de poids.

EXPÉRIENCE XII. — Vache normande; huit ans; 423 kil.; atteinte de tuberculose pulmonaire généralisée et d'un commencement de tuberculose ganglionnaire abdominale. Vient de la deuxième série, où elle portait le n° 7. Arrivée dans le milieu d'avril. Tousse beaucoup moins qu'au début. Jusqu'au 20 mai, a d'abord perdu 53 kil., mais en avait regagné 22 le 28 juillet, soit près de la moitié. A reçu 265 centigr. de tuberculine en six injections.

1re *injection; 15 avril; 5 centigr.* — Réagit faiblement.

2e *injection; 20 avril; 10 centigr.* — Ne réagit pas; perd 20 kil. (Voir son dossier à la deuxième série.)

3e *injection; 20 mai.; 20 centigr.* — A perdu 33 kil. depuis la dernière injection. Températures préalables : minimum 38,5, maximum 39,6 ; — consécutives : maximum 39,7 (après quinze heures), minimum 38,5. Forte poussée tardive de 40,4, à la soixantième heure. Faibles perturbations.

4e *injection; 12 juin; 80 centigr.* — A regagné 18 kil. depuis le 20 mai. Températures préalables : minimum 38,6, maximum 38,8 ; — consécutives : maximum 40 (après sept heures), minimum 38,5 (après quatorze heures). Pas de perturbations.

5e *injection; 11 juillet; 50 centigr.* (tuberculine nouvelle). — A perdu 3 kil. depuis un mois. Températures préalables : minimum 38, maximum 39,7 ; — consécutives : minimum 38,1, maximum 39,7. Fortes perturbations.

6e *injection; 15 juillet; 100 centigr.* (tuberculine nouvelle). — A gagné 8 kil., depuis la dernière injection. Températures préalables : minimum 38,2, maximum 39,6 ; — consécutives : minimum 38,4, maximum 40 (après cinquante heures). Cette légère élévation semble devoir se rattacher aux perturbations non disparues qui ont suivi l'injection précédente.

Autopsie. — Tuberculose pulmonaire généralisée; quelques régions du poumon offrent de nombreux tubercules pisiformes assez confluents, ramollis à leur centre, mais tous environnés d'une zone congestive qui dénote une aggravation attribuable soit à la diathèse, soit à la tuberculine, mais plutôt à la première qu'à la seconde, de l'avis des cliniciens présents. Dans l'abdomen, plusieurs gros foyers caséeux dans le foie, un certain nombre de ganglions lymphatiques, d'aspect extérieur normal, se montrent aussi, sur la coupe, caséeux à leur centre. Follicules solitaires hypertrophiés. La rate, sur la surface de section, offre au milieu de sa pulpe une multitude de gros grains arrondis, grisâtres, très rapprochés, faisant corps avec le stroma voisin et uniformément répartis dans la substance de l'organe. Ce sont des corpuscules de Malpighi hypertrophiés.

Conclusion. — Il est intéressant de noter que cette bête, en apparence peu sensible à la tuberculine, n'a réagi qu'à la première et à la quatrième injection, et que, chez elle, l'accoutumance se produisant rapidement, il n'a pu être constaté que de fortes perturbations thermiques après les autres injections.

EXPÉRIENCE XIII. — Vache normande ; neuf ans ; 373 kil. ; atteinte de pyélo-néphrite purulente ; très maigre ; cachectique ; se nourrissant mal. Arrivée le 8 mai avec 37,6 et 38. A succombé à une crise finale, survenue le 12 mai, qui a déterminé une fièvre de 41 degrés.

Le 20 mai, température voisine de 39. *On administre* 20 *centigr. de tuberculine* qui ne causent aucune modification. Mort survenant sept jours après, dans le coma, avec une perte de poids de 59 kil.

Autopsie. — Toutes les lésions de la cystite, de l'uretérite et de la pyélonéphrite purulentes. Pas d'altérations récentes attribuables à la tuberculine.

Conclusion. — Il n'y a eu aucune réaction thermique consécutive à l'injection, ni aucune aggravation de l'état morbide antérieur.

EXPÉRIENCE XIV. — Taureau breton ; trois ans ; 404 kil. ; atteint, lors de son arrivée (8 mai) de polyurie abondante ; vient de la deuxième série (expérience IX) ; encore très vigoureux ; se nourrissant bien. A reçu en tout 265 centigr. de tuberculine en six injections, comme la vache XII.

1re *injection ;* 15 *avril ;* 5 *centigr.* — Réaction très faible.

2e *injection ;* 20 *avril ;* 10 *centigr.* — Réaction nulle, mais perte de 38 kil. due à la polyurie. (Voyez expérience IX.)

3e *injection ;* 20 *mai ;* 20 *centigr.* — A regagné 11 kil. Températures préalables : minimum 37,8, maximum 38,2 ; — consécutives : minimum 37,5, maximum 38,9 (après trente-six heures). Le thermomètre accuse plus tard une élévation qui persiste jusqu'au cinquième jour.

4e *injection ;* 12 *juin ;* 80 *centigr.* — A gagné 40 kil. depuis le 20 mai. Températures préalables : minimum 38,5, maximum 38,9 ; — consécutives : minimum 38,7, maximum 39,1.

5ᵉ *injection;* 11 *juillet;* 50 *centigr.* (tuberculine nouvelle). — A gagné
43 kil. depuis le mois précédent. Températures préalables : minimum
38,2, maximum 38,6 ; — consécutives : maximum 40,1 (après quatorze
heures), minimum 38,3 (après trente heures).

6ᵉ *injection;* 15 *juillet;* 100 *centigr.* (tuberculine nouvelle). — A encore gagné 15 kil. Températures préalables : minimum 38,3, maximum
38,6 ; — consécutives : maximum 39,5 (après trente et une heures),
minimum 38,3. Mais perturbations, plutôt que véritable réaction.

Le 28 juillet, ce taureau est en nouveau gain de 20 kil. Sa polyurie
lui a fait perdre d'abord 33 kil. ; mais elle a été en diminuant un peu
depuis le mois de mai, ce qui a coïncidé avec une augmentation de
96 kil. sur le poids primitif.

Autopsie. — Le sujet est sacrifié par effusion de sang le 2 août.
Quelques filaires dans le péritoine. Reins pâles. Tous les autres organes
absolument sains. Pas traces d'altérations attribuables à la tuberculine.

Conclusion. — A réagi faiblement à la première injection, fortement
à la cinquième (nouvelle tuberculine). Est resté insensible aux autres,
sauf à la dernière, où des perturbations thermiques se sont produites.

(Voir tableaux, pages suivantes).

| NUMÉROS D'ORDRE | RACE | AGE | POIDS PRIMITIF | MALADIE | 1re INJECTION 15 avril 5 centigrammes — TEMPÉRATURES des 48 heures | | | | 20 avril Poids nouveau comparé au poids primitif | | 2e INJECTION 20 avril 10 centigrammes — TEMPÉRATURES des 48 heures | | | | 20 mai Poids nouveau comparé au poids primitif | | 3e INJECTION 20 mai 20 centigrammes — TEMPÉRATURES des 48 heures | | | | OBSERVATIONS |
| | | | | | Préalables | | Consécutives | | Perte | Augmentation | Préalables | | Consécutives | | Perte | Augmentation | Préalables | | Consécutives | | |
		ans	kil.		Minima	Maxima	Minima	Maxima	kil.	kil.	Minima	Maxima	Minima	Maxima	kil.	kil.	Minima	Maxima	Minima	Maxima	
10	Hollandaise.	11	443	Saine	»	»	»	»	»	»	»	»	»	»	7	»	37.5	39.1	38.»	38.9	*N'a reçu que 30 centigrammes le 11 juillet; a réagi aux deux dernières injections. A perdu 8 kil., puis gagné 80 kil.*
11	Charolaise..	8	365	Tuberculose	»	»	»	»	»	»	»	»	»	»	»	20	38.6	40.1	37.8	41.»	A réagi à toutes les injections et gagné 25 kil. dont 20 avant la première injection.
12	Normande ..	8	423	Tuberculose	37.2	38.8	37.2	39.3	20	»	38.»	39.9	37.5	39.9	53	»	38.5	39.6	38.5	39.7	A réagi aux première et quatrième injections, perdant d'abord 53 kil. et en regagnant près de la moitié. Fortes perturbations thermiques
13	Normande ..	9	373	Pyélo - Néphrite purulente.....	»	»	»	»	»	»	»	»	»	»	59	»	38.1	39.1	37.7	39.1	A atteint 44º, mais avec sa néphrite et non avec la tuberculine qui ne l'a pas influencée.
14	Bretoune ...	3	404	Polyurie........	38.»	38.5	38.2	39.»	33	»	37.9	38.6	37.8	38.5	22	»	37.8	38.2	37.5	38.9	A réagi à la première et aux deux dernières injections, perdant d'abord 33 kil., puis en regagnant 96.

EXPÉRIENCES SUR LA TUBERCULINE

NUMÉROS D'ORDRE	RACE	AGE	POIDS PRIMITIF	MALADIE	12 JUIN Poids nouveau comparé au poids primitif — Perte	Augmentation	4e INJECTION 12 juin 80 centigrammes — TEMPÉRATURES des 48 heures — Préalables Minima	Maxima	Consécutives Minima	Maxima	11 JUILLET Poids nouveau comparé au poids primitif — Perte	Augmentation	5e INJECTION 11 juillet 50 centigrammes — TEMPÉRATURES des 48 heures — Préalables Minima	Maxima	Consécutives Minima	Maxima	15 JUILLET Poids nouveau comparé au poids primitif — Perte	Augmentation	6e INJECTION 15 juillet 100 centigrammes — TEMPÉRATURES des 48 heures — Préalables Minima	Maxima	Consécutives Minima	Maxima	28 JUILLET Poids nouveau comparé au poids primitif — Perte	Augmentation	OBSERVATIONS
		ans	kil.		kil.	kil.					kil.	kil.					kil	kil.					kil.	kil.	
10	Hollandaise.	11	443	Saine..........	8	»	38.6	38.9	37.9	39.4	»	71	38.»	38.3	37.8	39.5	»	76	37.9	38.4	38.4	39.6	»	80	N'a reçu que *80 centig. le 11 juil.*; a réagi aux deux dernières injections. A perdu 8 k., puis gag. 80 k.
11	Charolaise..	8	365	Tuberculose	»	24	38.5	39.»	38.4	40.7	»	2	38.2	40.3	38.2	41.1	»	23	33.3	40.1	38.3	40.8	»	25	A réagi à toutes les injections et gagné 25 kil., dont 20 avant la première injection.
12	Normande ..	8	423	Tuberculose	35	»	38.6	38.8	38.5	40.»	38	»	38.»	39.7	38.4	39.7	30	»	38.2	39.6	38.4	40.»	22	»	A réagi aux première et quatrième injections, perdant d'abord 53 k. et en regagnant près de la moitié. Fortes perturbations thermiques.
13	Normande ..	9	373	Pyélo - Néphrite purulente	Mort 27 mai	»	»	»	»	»	»	»	»	»	»	»	»	»	»	»	»	»	»	»	A atteint 41°, mais avec sa néphrite et non avec la tuberculine qui ne l'a pas influencée.
14	Bretonne ...	3	404	Polyurie........	»	18	38.5	38.9	38.7	39.4	»	64	38.2	38.6	38.3	40.1	»	76	38.3	38.6	38.3	39.5	»	96	A réagi à la première et aux deux dernières injections, perdant d'abord 33 k., puis en regagnant 96.

CONCLUSIONS

Un certain nombre de faits intéressants découlent de cette série d'expériences ; nous nous bornerons à les résumer laconiquement :

1° L'injection de doses suffisantes de tuberculine dans le tissu conjonctif détermine ordinairement chez les tuberculeux une élévation de la température, une accélération du pouls et de la respiration, ainsi que quelques autres modifications générales de moindre importance.

2° Parmi ces manifestations réactionnelles, l'hyperthermie est la plus nette et la plus constante, mais pas toujours la plus régulière.

3° Elle semble avoir une forme particulière consistant en une élévation, ordinairement suivie, quelquefois précédée, d'un abaissement proportionnel de la température ; de telle sorte que les maxima et les minima de celle-ci tendent à occuper des positions symétriques aussi bien au-dessus qu'au-dessous de la normale préalable.

4° La réaction ne consiste pas toujours en une seule et forte poussée thermique. Sur le même sujet, elle peut se traduire, les jours suivants, par trois ou quatre poussées successives de plus faible valeur, accompagnées d'abaissements proportionnels, causant sur le graphique de la température des perturbations caractéristiques.

5° La réaction se manifeste d'habitude entre la quinzième et la vingtième heure ; souvent elle est plus précoce (huit heures) ; parfois elle est plus tardive (quarante-huit heures ou davantage).

6° Quoique tardive, elle peut dépendre de la tuberculine, ainsi qu'en témoignent les graphiques examinés plusieurs jours avant et plusieurs jours après ; mais elle peut aussi être confondue avec des variations thermiques accidentelles qu'on observe même chez les animaux sains, et, de préférence, chez les tuberculeux.

7° Pour que la réaction soit démonstrative, il faut qu'elle survienne, au plus tard, dans les quarante-huit heures consécutives à l'injection.

8° Chez les bovidés tuberculeux, il faut savoir que des causes en apparence insignifiantes, telles que le moindre exercice, une brusque élévation de la température extérieure, peuvent produire de l'hyperthermie. D'où résulte qu'avant d'essayer la tuberculine, il est indispensable de les maintenir en observation et au repos pendant trois ou quatre jours.

9° Les variations thermiques habituelles des tuberculeux ne tendent pas à être régulièrement matinales et vespérales, comme chez l'homme ; elles sont des plus irrégulières tant le jour que la nuit.

10° La réaction thermique semble ordinairement proportionnelle à la quantité de tuberculine administrée, mais seulement lors de la première imprégnation ; elle est plus faible et ne cause parfois que de simples perturbations lors des imprégnations suivantes.

11° La réaction, soit sous une forme, soit sous une autre, semble également proportionnelle à l'étendue des lésions. Néanmoins, il faut être prévenu : 1° qu'elle peut ne pas correspondre à l'étendue de ces lésions; 2° qu'elle peut faire absolument défaut ; mais, dans ce dernier cas, elle ne paraît que changer de forme sans demeurer moins significative : c'est la mort.

12° Pour une activité égale, la tuberculine peut donner des effets variables, non seulement suivant l'étendue des lésions, mais aussi selon le degré de sensibilité des sujets dont on interroge l'état, ce qui explique l'absence de réaction avec des doses trop faibles.

13° La première tuberculine dont il a été fait usage a semblé plus active que la seconde. On comprend combien il serait utile d'être fixé sur le titre de cette substance avant de l'employer.

Elle a paru s'atténuer en vieillissant.

14° L'accoutumance se produit très vite, en quelque jours.

15° Dans l'espace de quatre mois, une vache tuberculeuse a pu recevoir sans danger 265 centigrammes de tuberculine ; et, sur une autre, 250 centigrammes n'ont produit, en trois mois, aucun effet toxique.

16° L'imprégnation est cependant assez durable, car, en un mois d'intervalle, les réactions ont été plus faibles pour une dose plus forte.

17° Sur les sujets tuberculeux ou autres, qui ont succombé à l'action de la tuberculine, des effets congestifs considérables ont été observés au voisinage des lésions tuberculeuses et, une fois, dans toute l'étendue du système conjonctif.

18° Les sujets tuberculeux ont réagi le plus fréquemment et le plus fortement; l'un d'eux a succombé sans offrir de réaction thermique.

19° Mais, pour bien constater cette réaction, il faut employer une dose suffisante de tuberculine, plutôt forte que faible, et soumettre les sujets au repos et à une observation préalables de quelques jours.

20° Les sujets suspects de tuberculose, qui ne réagissent pas ou qui réagissent incomplètement, doivent être mis en observation et réinoculés avec une forte dose, après un temps suffisant (deux ou trois mois).

21° Les animaux sains ne réagissent pas ordinairement, sauf dans certains cas exceptionnels, et ce, faiblement.

22° Les injections n'ont pas déterminé d'hyperthermie sur des sujets atteints de fièvre aphteuse, de pyélo-néphrite purulente, d'hématurie. Elles en ont causé dans un cas de néoplasie étendue du tissu conjonctif et du péritoine, et aussi chez un sujet affecté de polyurie.

23° Une maladie pyrétique préexistante peut induire en erreur par la coïncidence de l'une de ses poussées fébriles avec une injection de tuberculine, mais seulement lorsqu'elle est de type chronique. Dans ce cas, le doute peut être levé par la mise en observation préalable, et, au besoin, par une nouvelle tentative suffisamment éloignée.

24° Les effets thérapeutiques de la tuberculine ne peuvent être constatés qu'au bout d'un temps éloigné et doivent être confirmés par des statistiques. Ce nous paraît être le cas de répéter ici qu'à « maladie chronique il faut un traitement prolongé ». Pour cette raison, nos conclusions à cet égard ne doivent être que provisoires, le temps nous ayant manqué.

25° Les sujets tuberculeux encore vigoureux ont bien résisté à la dose de 50 centigrammes de tuberculine nouvelle. Seuls nos cachectiques ont succombé, même à des doses beaucoup moins fortes.

26° La mort, quand elle est survenue au cours des injections, a été causée, soit par un réveil et une acuité nouvelle de la diathèse, soit par des complications pulmonaires de nature congestive ou nécrosique.

27° Une fois elle a frappé un sujet non tuberculeux atteint d'une tumeur abdominale et d'une énorme hernie ventrale ; mais il est vraisemblable de supposer que l'animal n'était pas dans les conditions où se trouveront, dans la pratique courante, les individus destinés aux injections révélatrices.

28° Quant aux variations de poids, elles se sont montrées fréquentes au cours des expériences. Toutefois, celles-ci ne sont pas assez nombreuses, ni d'assez longue durée, pour nous permettre de conclure. L'une de nos tuberculeuses avérées n'a gagné en trois mois que quelques kilogrammes. Une autre a augmenté, au contraire, d'une façon beaucoup plus sensible. Mais, est-ce à l'atténuation de leur diathèse, aux injections ou aux effets prolongés d'un meilleur régime, qu'il faut attribuer leur accroissement ?

CONCLUSIONS GÉNÉRALES

Si l'on veut bien se rappeler qu'en biologie, il n'y a rien d'absolu ; — qu'il faut voir les *règles* de préférence aux *exceptions ;* — que la médecine des animaux doit être par-dessus tout économique, on nous permettra de tirer de ce travail les conclusions générales suivantes :

I. — En employant dès la première injection une forte dose de tuberculine (environ 50 centigrammes), après repos et observation préalables des sujets, il y a beaucoup de chances d'obtenir avec cette substance une réaction suffisamment nette et rapide sur les sujets tuberculeux.

La même injection a, par contre, toutes chances de ne rien produire ou de ne déterminer qu'une hyperthermie insignifiante sur les bovidés sains ou habituellement apyrétiques.

II. — Dans ces conditions, la tuberculine peut donc constituer — si l'on sait la manier et si l'on en connaît l'activité — un moyen adjuvant d'une certaine importance pour l'établissement du diagnostic précoce de la tuberculose.

Même en cas de réaction mortelle, les investigations qu'elle faciliterait seraient encore d'un haut intérêt économique et humanitaire, au point de vue de la recherche et de l'extinction des foyers tuberculeux. Toujours est-il qu'on peut espérer voir les propriétaires d'animaux arriver un jour à comprendre qu'ils sont aussi intéressés à connaître celles de leurs bêtes qui peuvent infecter les autres et qui les exposent eux-mêmes à un danger permanent.

III. — Au sujet des effets curatifs de la tuberculine, il serait intéressant d'être fixé. Rien n'empêche les praticiens de les étudier ; ils peuvent le faire dans de bien meilleures conditions que les hommes de laboratoire, et, en tout cas, sans aucun danger pour les animaux sains.

Le Rapporteur,

G. BARRIER,

Professeur à l'École vétérinaire d'Alfort.

ANGERS, IMPRIMERIE LACHÈSE ET DOLBEAU.

ANGERS, IMPRIMERIE LACHÈSE ET DOLBEAU